ÉTUDE

SUR

L'ASTHME ET L'EMPHYSÈME PULMONAIRE,

ET SUR LEUR TRAITEMENT

par les Eaux du Mont-Dore.

Paris. — RIGNOUX, Imprimeur de la Faculté de Médecine,
rue Monsieur-le-Prince, 31.

ÉTUDE

SUR

L'ASTHME ET L'EMPHYSÈME PULMONAIRE,

ET SUR LEUR TRAITEMENT

par les Eaux du Mont-Dore ;

PAR

ANT. VERNIÈRE,

Docteur en Médecine de la Faculté de Paris,
Médecin-Inspecteur des Eaux minérales du Mont-Dore,
Médecin de l'Hospice d'Issoire,
Membre de l'Académie de Clermont-Ferrand,
et de la Société médicale d'Émulation de Paris.

PARIS.

A LA LIBRAIRIE DE LOUIS LECLERC,
rue de l'École-de-Médecine, 14.

1860

A MONSIEUR

EUGÈNE ROUHER.

Hommage respectueux

de son très-humble et très-obéissant serviteur,

Ant. VERNIÈRE.

ÉTUDE

SUR

L'ASTHME ET L'EMPHYSÈME PULMONAIRE,

ET SUR LEUR TRAITEMENT

par les Eaux du Mont-Dore.

Avant de passer à l'étude de l'asthme et de l'emphysème pulmonaire, maladies qui vont faire l'objet de ce travail, nous allons donner une idée sommaire de l'anatomie et de la physiologie des organes respiratoires. Cette exposition sera courte et restreinte à la connaissance des faits qui nous paraissent les plus propres à faire bien comprendre ce qui se passe dans les différentes parties du poumon chez les asthmatiques, au moment où ils sont travaillés par la crise.

Les poumons, organes essentiels de l'hématose, sont situés dans l'intérieur de la poitrine, où ils se meuvent librement pendant la dilatation ou le resserrement alternatifs qui constituent le jeu de la respiration.

La forme des poumons reproduit assez exactement celle de la cavité qui les renferme soit pendant l'inspiration, soit après l'expiration.

La trachée-artère est le conduit toujours béant qui, par l'intermédiaire des bronches, fait pénétrer l'air dans les parties les plus profondes des poumons ; elle commence au larynx, vers la partie supérieure du cou, et se partage, au niveau de la troisième vertèbre dorsale, en deux branches auxquelles on a donné le nom de *bronches*. Le diamètre de la trachée est de 15 à 16 millimètres, sa forme est cylindroïde en avant et sur les côtés ; là elle est revêtue d'anneaux cartilagineux incomplets, développés dans l'épaisseur d'une membrane fibreuse. En arrière, la trachée est aplatie et constituée par des tissus ligamenteux et musculaires.

A son extrémité inférieure, les deux branches qui résultent de sa division, et qui forment les bronches, sont d'un calibre un peu inégal; la plus volumineuse gagne le poumon droit; l'autre, d'une moindre dimension, se rend au poumon gauche.

Les deux bronches sont accompagnées d'un grand nombre de filets nerveux, appartenant aux nerfs pneumogastriques et au grand sympathique; ce sont eux qui composent les plexus pulmonaires antérieur et postérieur, et qui fournissent les filets nerveux qui suivent les tubes bronchiques jusqu'à leurs dernières extrémités.

Les bronches sont revêtues d'anneaux cartilagineux comme la trachée-artère, mais ceux-ci diminuent successivement de volume, perdent leur forme annulaire et leur consistance, pour disparaître bientôt entièrement. Les bronches deviennent enfin tout à fait membraneuses et se terminent en formant un tissu vésiculaire.

Si l'on enlève la membrane muqueuse qui revêt la partie la plus intime de la trachée, par arrachement, on entraîne avec elle la portion la plus considérable des fibres musculaires qui forme le second plan, et l'on trouve derrière elles une couche assez épaisse de fibres musculaires, qui sont le muscle trachéal des auteurs. Ces dernières fibres, s'insérant aux extrémités des arcs cartilagineux, servent à les rapprocher pendant l'expiration et rétrécissent ainsi le calibre du vaisseau aérifère; à mesure que les cartilages disparaissent dans les bronches, et que le calibre de celles-ci se réduit, les fibres musculaires deviennent dominantes et prennent un développement considérable.

La nature musculaire de ce tissu, longtemps restée équivoque, ne peut plus faire l'objet d'un doute, aujourd'hui qu'on l'a vu se contracter par l'action des courants électriques appliqués au nerf pneumogastrique (Longet, Wedemeyer).

Le poumon est aussi pourvu de fibres longitudinales élastiques, situées encore plus profondément que les précédentes; si l'on enlève les fibres musculaires et les cartilages, on tombe sur une couche de fibres jaunes, disposées en longueur; ces fibres sont unies d'une manière intime à la membrane muqueuse et lui forment une enveloppe complète. Elles sont les antagonistes des fibres musculaires, en ce qu'elles raccourcissent la trachée-artère et les bronches, pendant l'expiration, et ramènent le poumon vers son attache.

La membrane muqueuse qui règne sans discontinuité, du larynx aux dernières extrémités des bronches, en diminuant successivement d'épaisseur et de consistance, est d'un aspect blanc jaunâtre; elle est criblée d'ouvertures, qui sont les orifices mucipares; les cils vibratils qui la recouvrent semblent se mouvoir de manière à faire cheminer le mucus du côté du larynx.

Les vaisseaux sanguins du poumon sont de deux ordres : les uns, analogues à tous les vaisseaux du corps, servent à sa nutrition; les autres sont dévolus à la fonction essentielle du poumon, à l'hématose, et sont destinés à établir le conflit entre l'air, qui est amené par l'appareil aérifère, et le sang. Les premiers sont les vaisseaux bronchiques, les autres les artères pulmonaires. L'artère pulmonaire, qui naît du ventricule droit du cœur, porte au poumon tout le sang qui provient des cavités droites du cœur, pour lui faire subir dans le poumon les changements chimiques qui résultent de son contact avec l'air atmosphérique. Ce vaisseau entre dans l'organe vers son attache, suit les ramifications des bronches jusqu'à leurs dernières extrémités, pénètre les lobules, forme autour d'eux des mailles polygonales, et, après avoir enserré les cellules d'un réseau très-ténu, se transforme en capillaires veineux et devient l'origine des veines pulmonaires. Ces dernières, en augmentant progressivement de volume par l'abouchement de nouvelles veines, se terminent au nombre de quatre dans l'oreillette gauche.

Les lymphatiques du poumon, qui paraissent tirer leur origine des cellules, se divisent en vaisseaux superficiels et profonds, se dirigent vers la racine de l'organe pulmonaire, et, après avoir formé quelques troncs principaux, viennent s'ouvrir sur le canal thoracique, près de son embouchure dans la veine sous-clavière.

Telles sont sommairement les parties principales qui entrent dans la composition du poumon. Cet organe, constitué dans sa masse d'un tissu très-élastique et peu dense, est essentiellement formé par les artères pulmonaires, qui lui apportent le sang veineux, par les tubes bronchiques, qui font affluer l'air atmosphérique, et par les veines pulmonaires, qui ramènent le sang au cœur, après qu'il a subi dans les vésicules l'action chimique qui le transforme en sang artériel.

Les vaisseaux sanguins, les artères et les veines pulmonaires, les canaux aérifères, savoir : la trachée, les bronches et leurs divisions, n'ont ici qu'un rôle mécanique, et n'opèrent que des actions de transport, celles d'amener le sang et le fluide aérien vers les vésicules pulmonaires. C'est dans ces derniers seulement que s'accomplissent les phénomènes essentiels de la respiration, c'est là qu'est le véritable laboratoire de l'hématose.

La pénétration de l'air dans le poumon a lieu

par l'action des muscles, dont la fonction est d'agrandir la capacité thoracique. La pression de l'atmosphère fait entrer l'air à travers la trachée-artère et les bronches jusqu'aux vésicules ; ce fluide vient continuellement remplir le vide qui tend à se faire, au fur et à mesure de l'écartement des parois de la poitrine. Le poids de l'air n'a à surmonter qu'une assez faible résistance, celle que lui oppose l'élasticité des tissus dont sont entourés les tubes bronchiques et les vésicules; mais, dès que les muscles dilatateurs ont cessé de se contracter, les côtes et les cartilages, écartés par la contraction musculaire, reviennent sur eux-mêmes; le diaphragme, repoussé par les muscles et par les viscères de l'abdomen, remonte dans la poitrine; le tissu élastique des bronches, en se resserrant, refoule l'air au dehors, et le fait sortir du poumon par les mêmes voies.

Les choses se passent ainsi lorsque le sujet est à l'état de repos et bien portant; mais il n'en est plus de même si le besoin de respirer est augmenté par suite d'efforts musculaires plus ou moins violents et prolongés, ou par une maladie : alors l'action des faisceaux musculaires respiratoires tend à s'étendre considérablement, et un bien plus grand nombre de muscles prend part à la dilatation de la poitrine. Le degré de force musculaire employé est proportionné à la résistance que l'air éprouve à pénétrer dans le poumon.

La quantité d'air que nous faisons entrer dans le

poumon à chaque coup de la pompe respiratoire n'est pas la même suivant la santé et la maladie, l'état de calme ou d'agitation; elle varie encore selon l'âge et selon le sexe.

On a appelé *capacité respiratoire ordinaire* la quantité d'air qu'introduit dans le poumon une inspiration exécutée pendant le repos chez un sujet calme et bien portant; la somme d'air qui entre dans le poumon, dans ces conditions, a été évaluée à un tiers de litre pour un sujet adulte et de taille moyenne. Mais la faculté inspiratrice et expiratrice est loin d'être renfermée dans cette limite étroite, elle peut être étendue de beaucoup; après une inspiration ordinaire, il est possible de faire pénétrer dans le poumon une quantité d'air bien plus considérable par une inspiration forcée. Cette faculté du poumon a été dite *capacité inspiratoire complémentaire.*

La masse d'air que nous pouvons faire sortir des poumons après une expiration ordinaire est appelée *réserve respiratoire.*

Mais une expiration poussée jusqu'aux dernières limites de l'effort expirateur est impuissante à vider le poumon de tout l'air qu'il renferme; il reste encore un résidu dont il est difficile d'apprécier la quantité.

Selon Davy :

	Cent. cub.
La capacité respiratoire ordinaire est de....	272
La réserve respiratoire, de...............	1252
La capacité respiratoire extrême, de.......	1254
Et le résidu respiratoire, de.............	656

D'après ce tableau, la capacité respiratoire extrême est égale à la réserve respiratoire ; le chiffre de cette dernière, ajouté à celui du résidu, donne 1908 cent. cubes.

La capacité respiratoire ordinaire est représentée par le chiffre 272 cent. cubes.

Si, après avoir vidé le poumon par une expiration poussée aussi loin que possible, on fait succéder une inspiration prolongée aussi longtemps que les forces peuvent le permettre, on aura fait entrer dans ce poumon 2,778 cent. cubes d'air, chiffre qui représente les 1252 de la réserve respiratoire, les 272 de la capacité respiratoire ordinaire, et les 1254 de la capacité extrême. Le sang, qui dans ce moment traverse le poumon, se trouve en présence de 2,778 cent. cubes d'air nouveau, au lieu de 272 cent. cubes, qui représentent une inspiration ordinaire.

Ce fait n'est pas ignoré des plongeurs expérimentés, qui, lorsqu'ils veulent prolonger leur séjour sous l'eau, savent remplir leurs poumons d'une provision d'air renouvelé, et le rejeter ensuite insensiblement. Hutchinson pense qu'on peut, de la sorte, suspendre sans inconvénient les mouvements respiratoires pendant un temps trois fois plus long que dans les circonstances ordinaires.

Le volume d'air dont un individu a besoin pour une inspiration ordinaire augmente graduellement avec l'âge ; d'après Bourgery, nos poumons sont traversés, pendant le même espace de temps, par deux fois autant d'air dans l'extrême vieillesse qu'au commencement de l'âge mûr, et chez l'adulte, par quatre fois autant d'air que chez l'enfant de 7 ans.

Mais la capacité respiratoire extrême est loin de croître dans les mêmes proportions pendant la première période de la vie ; il en résulte que le complément respiratoire, c'est-dire que la quantité d'air que nos poumons peuvent recevoir, mais ne reçoivent pas, dans les circonstances ordinaires, diminue très-rapidement et dans des proportions fort considérables par les progrès de l'âge.

Le débit d'air nécessaire pour alimenter le travail de la respiration dépend de la capacité respiratoire, et de la fréquence plus ou moins grande avec laquelle se font les mouvements d'inspiration et d'expiration.

Ces mouvements sont réguliers dans la santé, on en compte de 16 à 22 par minute chez l'homme adulte à l'état de repos; mais les cas exceptionnels qui sortent de ces limites ne sont pas rares. M. Quételet, statisticien très-exact, compte :

44 inspirations après la naissance.
26 à l'âge de 5 ans.
20 à l'âge de 15 à 20 ans.
19 à l'âge de 20 à 25 ans.
16 à l'âge de 30 ans.
18 de 30 à 50 ans.

Après la naissance, il n'y a pas de différence entre les deux sexes; cependant le même observateur croit avoir remarqué que chez les jeunes femmes la respiration est un peu plus lente que chez les hommes du même âge.

Le sommeil diminue de près d'un quart la fréquence des mouvements respiratoires.

Telles sont les quelques notions anatomiques et physiologiques que nous avons jugé utile d'exposer avant d'entrer dans l'examen des maladies qui vont faire l'objet de cette recherche, nous avons cru qu'elles pouvaient en faciliter l'intelligence.

DE L'ASTHME.

Les notions anatomiques et physiologiques dont nous venons d'esquisser le rapide tableau nous donneront une intelligence plus facile de la maladie qui va nous occuper; en analysant tous les symptômes qui dans leur ensemble constituent la maladie qu'on appelle asthme, il nous sera facile de rattacher ces symptômes à la partie d'organe qui leur correspond, et dont ils n'expriment en quelque sorte que la lésion fonctionnelle.

L'asthme n'est-il qu'une simple lésion des fonctions respiratoires, troublées par un certain nombre de causes pothogéniques, venant fondre sur le poumon? n'est-il qu'une simple dyspnée symptomatique d'une autre maladie? ou bien constitue-t-il à lui seul une entité morbide spéciale, procédant d'une cause unique, ayant ses formes propres et un siége particulier dans le poumon?

L'une et l'autre de ces suppositions est soutenue et s'appuie sur des raisons d'autant plus solides, qu'elles ont chacune un côté vrai; c'est-à-dire qu'il y a des dyspnées offrant les caractères de l'asthme, et qui trouvent leur explication dans des lésions matérielles des organes de la respiration ou de leurs annexes; comme aussi la réunion des symptômes qui caractérisent l'asthme, de la manière la plus formelle, se présentent avec la plus complète absence de toute altération matérielle appréciable dans les organes principaux ou accessoires du système respiratoire.

Et remarquons-le en passant, les asthmes de cette catégorie sont ceux qui se montrent avec les caractères les plus tranchés. A raison de cette absence complète de lésions matérielles, ces sortes d'asthmes ont été nommés essentiels; on les a aussi appelés asthmes nerveux, parce qu'on a supposé que la cause première résidait dans le système nerveux lui-même, les affections propres du système nerveux étant les seules qui, après de pareils désordres, permettent aux organes atteints de reprendre, dans un temps souvent très-court, le jeu régulier de leurs fonctions, en ne laissant à leur suite qu'un peu de fatigue et quelques troubles insignifiants.

Il n'en est pas de même de l'asthme symptomatique; celui-ci est toujours accompagné d'un altération matérielle du poumon, de ses annexes, des organes centraux de la circulation, du cerveau, de la moelle épinière, d'un nerf se distribuant au poumon ou au diaphragme, ou enfin de la présence d'une production hétéromorphe, développée dans la cavité de la poitrine.

L'asthme essentiel procède d'ordinaire sous forme d'accès, composé d'un nombre indéterminé de crises; l'invasion est presque instantanée, et s'annonce le plus souvent par quelques troubles nerveux légers, qui précèdent presque toujours les symptômes plus graves. Ainsi on remarque une plénitude insolite de la région de l'estomac, causée par la présence des gaz, qui sont rendus avec un soulagement marqué ; l'urine est claire et la miction fréquente, les selles sont rares et difficiles; moralement le sujet se montre plus impressionnable.

Les attaques éclatent presque toujours pendant la nuit ; si le malade est endormi, il est brusquement réveillé par un sentiment de pesanteur et de resserrement vers la poitrine. Il s'asseoit sur son lit, qu'il est souvent forcé de quitter, la position horizontale lui étant devenue insupportable ; une toux rauque et saccadée, d'un caractère spécial, s'établit par quintes et n'amène le plus ordinairement qu'un mucus filant et rare. Le malade veut respirer l'air frais, et, malgré la fraîcheur des nuits, il fait ouvrir la fenêtre, et là, appuyé sur les coudes et les mains cramponnées à un corps solide, il cherche à donner aux muscles dilatateurs de la poitrine un point d'appui résistant ; l'inspiration est très-laborieuse, l'expiration fait entendre un sifflement, qu'accompagnent quelques râles sonores et ronflants; la face, pâle, fatiguée, exprime la souffrance; les yeux, saillants, hébétés, ne se posent sur rien ; les narines agitées s'ouvrent et se ferment alternativement; la bouche béante, la tête renversée en arrière, expriment au plus haut degré l'angoisse respiratoire. Le malade parle à peine par paroles brèves, d'une voix faible, chevrotante et entrecoupée ; le mouvement aggrave les symptômes ; la peau est froide et couverte de sueur; cependant le pouls, assez calme et régulier, n'est pas toujours fréquent, quelquefois même il est lent; la gène extrême peut ne durer que quelques instants, mais elle se prolonge souvent pendant plusieurs heures et ne se dissipe ordinairement qu'à l'approche du jour. C'est là le moment où cèdent d'ordinaire les symptômes les plus violents. La toux, stérile d'abord, entraîne ensuite, en plus ou moins grande abondance, quelques crachats, qui, pour certains asthmatiques, sont tout à fait caractéristiques de l'issue de la crise.

Lorsque la résolution n'est pas complète, il reste encore de l'oppression et de la toux pendant le jour; la crise reprend pendant la nuit, et à peu près aux mêmes heures, en reproduisant les mêmes symptômes : cependant les crachats sont sécrétés avec plus d'abondance, et l'attaque disparaît. Ces crachats, dans une observation dont il est lui-même le sujet, M. Lefèvre les a vus souvent, dans ses crises, d'une consistance un peu ferme, repliés sur eux-mêmes un grand nombre de fois, et paraissant moulés dans les ramifications des extrémités des bronches, où ils auraient séjourné. La quantité des crachats, nulle ou très-rare chez quelques sujets, devient d'une extrême abondance chez quelques autres, et peut, dans un temps très-court, s'élever à plusieurs litres.

Après cette expectoration, et dans un grand nombre de cas, sans qu'il y ait émission de crachats, les symptômes s'apaisent; le malade, qui a conscience de la cessation prochaine de sa crise, s'abandonne au repos, et le sommeil lui procure un bien-être inexprimable. A tout ce travail si pénible succède une fatigue générale, qui se fait plus particulièrement sentir vers la poitrine.

Le thorax, qui paraissait plus généralement dilaté durant l'accès, donne dans quelques points, pendant le paroxysme, un son clair et comme tympanique à la percussion, avec diminution du murmure respiratoire vers les mêmes points; après la crise, la sonorité et le bruit respiratoire reviennent à l'état normal. Il y a là évidemment dilatation des vésicules, et un emphysème pulmonaire passager.

Les attaques d'asthme essentiel se reproduisent à des intervalles assez variables : chez quelques sujets, elles reviennent tous les mois avec une grande régularité, et reparaissent à de certaines saisons de l'année. On les a vues suivre les phases lunaires pendant une longue période; les femmes y sont plus sujettes à l'époque menstruelle. Les intervalles qui séparent les attaques d'asthme présentent quelquefois de grandes variations. Quelques malades, qui s'en croyaient délivrés à tout jamais, les ont vues se reproduire après plusieurs années d'un repos complet.

Les sujets qui, l'accès passé, ne sentent plus rien de leur crise, peuvent se livrer aux exercices les plus pénibles, sans en éprouver la plus légère incommodité; quelques-uns même affirment qu'un exercice corporel poussé jusqu'à une grande fatigue est un préservatif très-efficace contre le retour de nouvelles atteintes, et qu'ils voient leurs crises se reproduire s'ils ont cessé d'agir, et si une circonstance quelconque les condamne à un repos trop prolongé. Ces personnes m'ont assuré que c'était ainsi qu'elles parvenaient à modérer leurs accès et à en prévenir le retour.

Ces malades assurément étaient atteints d'asthme essentiel; l'amendement, qui était la conséquence d'une vie si active, exclut formellement toute idée qu'il y eût chez eux une altération essentielle des organes de la respiration.

Bien que l'asthme essentiel ne présente pas de la gravité et ne soit pas incompatible avec une grande longévité, le désordre des fonctions respiratoires est tel, les muscles du thorax sont si violemment convulsés, l'expression du visage est si altérée, la suffocation paraît si imminente et si prochaine, que les personnes qui n'ont pas l'habitude d'un tel spectacle en éprouvent un véritable sentiment de stupeur.

Malgré cet effrayant cortége de symptômes, lorsque le spasme bronchique est la seule cause qui met obstacle au jeu de la respiration, on ne remarque guère autre chose, dans la poitrine, que l'absence du bruit respiratoire; mais les cas d'asthme absolument nerveux se rencontrent rarement. Les bruits divers dont s'accompagnent l'inspiration et l'expiration tiennent presque toujours à un certain degré d'affection catarrhale, dont l'asthme se trouve presque constamment suivi; aussi observe-t-on chez tous les asthmatiques, avec diminution du murmure vésiculaire, des râles sibilants et ronflants, qui, chez certains malades, se font entendre à distance sous forme de gémissements prolongés.

En résumé, l'asthme est caractérisé par la difficulté avec laquelle l'air pénètre dans le poumon, et par la difficulté non moins grande avec laquelle il en est expulsé.

Le malade, qui souffre d'un resserrement intérieur et qui a la conscience obscure de ce qui se passe dans le poumon, sent que, pour vaincre la résistance que l'air éprouve à pénétrer dans les cavités respiratoires, l'action des muscles volontaires a besoin d'être ajoutée à celle des muscles respiratoires, qui dilatent la poitrine instinctivement, et de venir les renforcer.

Certes, ce ne sont pas les fibres élastiques des bronches qui opposent un tel obstacle; ces fibres cèdent passivement à la pression atmosphérique. L'agent de cette résistance ne saurait se trouver ailleurs que dans les fibres musculaires des bronches, qui sont dans un état de spasme tonique. Ce spasme, entrevu par Bonnet et par Reisseissen, a été admis par tous les observateurs qui se sont occupés de la texture du poumon. L'existence du tissu musculaire, établie d'abord par l'inspection anatomique, a été mise hors de doute par les expériences de Wedemeyer, de MM. Longet et

Wolkmann. Ces physiologistes ont vu, de la manière la moins douteuse, le tissu pulmonaire se retirer sur lui-même, et les tuyaux bronchiques se rétrécir par l'action d'un courant électrique appliqué sur un des rameaux du nerf pneumogastrique.

L'anatomie et la physiologie sont donc d'accord pour établir l'existence d'un tissu musculaire dans la constitution des bronches et de leurs radicules. Si ces fibres existent, il est impossible de leur refuser les propriétés qui appartiennent à ce genre de tissu; en un mot, si elles sont musculaires, elles doivent se contracter. Ces fibres, comme toutes celles qui appartiennent à la vie intérieure, sont soustraites à la volonté, et se contractent sous des influences qui viennent du dedans, à leur moment, et suivant les besoins de la fonction de l'organe auquel elles appartiennent. Elles sont exclusivement expiratrices, et servent en outre, par un mouvement analogue à celui de l'intestin, à chasser dans les grosses bronches les mucosités épaisses et visqueuses dont le poumon serait impuissant à se débarrasser par le seul effet de son élasticité.

Il ne répugnerait à personne de penser que le tartre stibié, qui se montre si efficace pour faire sortir les mucosités de la poitrine pendant les vomissements, ne soit apte à produire aussi la contraction des fibres musculaires des bronches, ainsi qu'il la produit pour les fibres musculaires de l'estomac, en étendant son action sur tous les organes qui reçoivent des nerfs du pneumogastrique. Sans cela, il serait bien difficile de comprendre que le vomissement pût amener un pareil effet : dans cet acte, le poumon est peu comprimé; tout l'effort compressif converge vers l'estomac; la contraction du diaphragme, si énergique dans ce moment, est bien plus propre à dilater la poitrine qu'à la rétrécir.

Mais, si les fibres musculaires des bronches se contractent par l'action de l'émétique, rien de plus facile à comprendre que l'expulsion des mucosités par le vomissement, et il en est de même pour les fausses membranes dans les affections croupales; le décollement doit facilement se faire par la même cause entre deux membranes, dont l'une se contracte, et dont l'autre, la membrane couenneuse, ne se contracte pas.

Si l'on ouvre, chez un chien, dit Laënnec, un des côtés de la poitrine et que l'on soulève le sternum, en écartant les côtes, le poumon s'affaisse d'abord de manière à ne plus occuper qu'un quart au plus de l'espace qu'il occupait; mais, dans cet état même, on le voit encore se gonfler et se rétrécir alternativement. Ce jeu alternatif du poumon ne saurait s'expliquer autrement que par l'action des fibres musculaires qui entrent dans la composition des tuyaux bronchiques. Après l'ouverture de la poitrine, le retrait du poumon qu'on observe d'abord est dû évidemment à son élasticité, qui réagit sur l'air qui le remplissait; mais, celle-ci étant satisfaite, et la pression atmosphérique étant devenue égale pour le dedans et pour le dehors du poumon, il est impossible de comprendre, autrement que par une contraction active du tissu musculaire des bronches, le resserrement du poumon qui se produit dans l'expiration. Ici on observe donc l'inverse de ce qui se passe dans le poumon, lorsque la poitrine n'a pas été ouverte. Le tissu élastique, au lieu de chasser l'air du poumon après l'inspiration, l'y fait rentrer en restituant à cet organe les dimensions qu'il avait avant l'expiration.

Cette expérience prouve en outre que la contraction des fibres musculaires est sujette à des rémissions complètes dans l'inspiration; car, s'il en était autrement, la force élastique du poumon serait trop faible pour ramener cet organe à ses dimensions premières.

Ainsi, pas de doute pour nous : le poumon est doué d'une contractilité active, produite par le jeu des fibres musculaires qui entrent dans la composition des bronches et de leurs divisions. Aussi, qu'un excitant quelconque soit mis en contact avec la muqueuse bronchique, les bronches se contractent aussitôt, la poitrine se resserre, et le sujet éprouve à l'instant même une grande difficulté de respirer. Cet effet se remarque lorsque nous respirons des vapeurs irritantes. Les asthmatiques surtout présentent ce genre d'impressionnabilité porté à un degré extrême ; mais leur susceptibilité à cet égard est infiniment variable, et montre tous les caprices qu'on observe lorsqu'un organe a dévié de sa sensibilité normale. Presque tous les asthmatiques craignent la fumée, certaines odeurs, l'air chargé de poussière. La poudre d'ipécacuanha principalement, lorsqu'elle est finement pulvérisée et répandue dans l'air, a été signalée par M. Trousseau et par d'autres observateurs comme ayant été assez souvent la cause déterminante d'accès d'asthme bien caractérisés. Cette poudre, en vertu de sa propriété vomitive, serait-elle douée d'une action particulière sur la contractilité des fibres musculaires des bronches?

Le cachet des affections nerveuses est éminemment empreint dans l'asthme essentiel : c'est la même irrégularité dans la marche, la même tendance à sévir par crises, la même instantanéité dans l'invasion, la même promptitude à disparaître sans laisser après elle la moindre trace dans les organes; aujourd'hui le malade, qui paraissait près d'expirer, va prendre place au milieu des personnes les mieux portantes, se livre aux mêmes exercices et quelquefois aux mêmes excès.

Le mucus bronchique joue certainement un rôle dans l'oppression extrême dont les asthmatiques ont tant à souffrir, il vient ajouter ses effets à ceux du spasme bronchique et contribuer pour sa part à l'oblitération des canaux respiratoires; c'est à lui que sont dus les râles sibilants et sonores qu'on entend pendant les crises, et les râles bullaires qui annoncent la résolution. Généralement les auteurs qui se sont occupés de l'asthme d'une manière spéciale l'ont considéré comme une affection essentiellement nerveuse; cependant il n'est pas rare de rencontrer, dans les cadavres des sujets qui avaient été atteints d'accès d'asthme, des altérations anatomiques considérables. On a signalé la présence de tubercules, l'existence de lésions du cœur ou des gros vaisseaux, des tumeurs constituées par des tissus hétéromorphes, l'inflammation des filets nerveux se rendant aux organes de la respiration. Ces lésions si différentes ont précédé quelquefois l'apparition de l'asthme, mais plus souvent elles n'ont apparu que longtemps après. Dans le premier cas, on les a considérées comme cause ; dans le cas contraire, leur développement a été attribué au trouble respiratoire, suite de l'asthme. Il en est ainsi surtout pour les affections du cœur et des gros vaisseaux, qui trouvent leur raison d'être dans l'embarras de la circulation pulmonaire. On a supposé que des crises fréquentes devaient amener à la longue une modification fâcheuse dans la nutrition du cœur et devenir le principe de ces hypertrophies, de ces dilatations, qu'on rencontre assez communément chez les vieux asthmatiques, affectés en même temps d'emphysème vésiculaire.

L'emphysème pulmonaire est la conséquence la plus commune des accès d'asthme fréquents, violents et prolongés; nous aurons bientôt à expliquer sa théorie, lorsque nous parlerons de cette maladie.

La bronchite chronique et le catarrhe pulmonaire sont les affections qui accompagnent le plus ordinairement l'asthme, et les asthmatiques qui ne présentent pas quelques signes de bronchite sont des exemples assez rares ; on peut donc dire que la bronchite est le cortége habituel de l'asthme. Chez beaucoup de malades, chaque attaque d'asthme marche avec une bronchite qui commence et finit avec elle ; c'est très-souvent une irritation des muqueuses qui amène les crises d'asthme : l'irritation prend naissance sur la conjonctive, envahit les fosses nasales, gagne le larynx et la trachée-artère, et produit un accès lorsqu'elle a atteint la muqueuse bronchique. Chez ces malades, une irritation préalable de la muqueuse des bronches est la condition essentielle d'une attaque d'asthme.

On remarquera que ce ne sont pas les bronchites les plus intenses qui sont suivies de cette dyspnée violente qui constitue l'asthme ; celles qui la produisent d'ordinaire n'ont pas un caractère inflammatoire prononcé. Dans ce cas, il y a peu de fièvre ou même il n'y en a pas du tout. L'oppression qui accompagne les bronchites graves est continue et n'a pas du reste les mêmes caractères; aussi, lorsque par les progrès de l'âge, après qu'une longue suite d'accès a congestionné, épaissi les tissus, quand les bronches sont devenues le siége d'une véritable inflammation chronique, les crises, qui viennent se dessiner encore sur un état d'oppression habituel, sont plus longues, il est vrai, mais elles ont perdu toute leur violence.

La membrane muqueuse des bronches est en

quelque sorte une peau intérieure, douée d'un sensibilité spéciale extrêmement vive et appropriée à la fonction de l'organe auquel elle appartient ; elle est placée là en éveil, comme pour servir de sauvegarde à une des fonctions les plus importantes de l'économie. Comme la peau du reste du corps, elle se montre excessivement impressionnable à divers excitants qui viennent en quelque sorte titiller sa surface. Ces excitations légères et superficielles sont bien plus propres, on le sait, à provoquer des effets spasmodiques que des causes qui agissent plus profondément et avec plus de violence ; le chatouillement des lèvres et du sillon de l'aile du nez produit la convulsion des muscles de la face et le larmoiement ; le contact de la conjonctive amène une contraction brusque et involontaire des paupières ; une légère irritation du col de la vessie et de la muqueuse de l'anus peut mettre les sphincters de ces organes dans un état de contracture difficile à vaincre et très-durable. Il serait facile de citer beaucoup d'autres faits semblables. De tous les organes de l'économie, ceux qui président aux fonctions respiratoires nous offrent le plus grand nombre d'exemples de ce genre, et se montrent les plus susceptibles d'éprouver un ébranlement spasmodique par suite du contact d'une cause irritante avec les muqueuses ; témoin l'éternument et la toux. Ces sortes de spasmes, il est vrai, ont quelque chose de physiologique et de fonctionnel, et sont ordonnés pour une fin ; mais ils n'en servent pas moins à constater l'aptitude des membranes muqueuses bronchiques à mettre en mouvement tout l'appareil musculaire de la respiration, pour peu que ces membranes éprouvent à leur surface une excitation un peu vive.

Dans l'éternument, l'excitation de la pituitaire fait naître un spasme très-étendu, auquel prennent part un grand nombre de muscles expirateurs, ayant pour but, dans leur action synergique, de diriger un flot d'air qui, par sa brusque sortie, balaye les fosses nasales.

La toux est un phénomène de même ordre; mais, dans la toux, l'air chassé de la poitrine porte spécialement son action sur les bronches, la trachée et le larynx; l'un et l'autre de ces spasmes est jusqu'à un certain point soumis à la volonté, qui peut lui prêter son concours, l'activer ou le contenir, mais non l'empêcher entièrement.

On peut dire la même chose du mouvement respiratoire. Celui-ci néanmoins, au lieu d'être accidentel et temporaire, est nécessaire et permanent, et ne saurait être interrompu longtemps sans que la vie ne vînt à cesser. Comme la toux et l'éternument, il n'est que semi-volontaire; après un moment de suspension, il s'exécuterait malgré la résistance de la volonté. Il y a donc deux forces, dans le système nerveux, qui agissent sur les muscles de la respiration; l'une qui est volontaire, l'autre qui ne l'est pas. Cette dernière s'exerce souvent à notre insu, et c'est elle qui nous fait respirer sans que nous ayons à nous en préoccuper; c'est elle encore qui fait marcher la machine respiratoire dans les maladies du cerveau, où le sentiment et la volonté sont abolis.

La volonté peut, nous le savons, activer, modérer et suspendre la respiration pour un temps assez court, et résister pendant quelques instants à l'action de la force respiratoire intérieure qui tient plus spécialement cette fonction sous sa dépendance. Celle-ci, à son tour, peut limiter le domaine de la volonté sur la respiration et même l'envahir tout entier. Il ne faudrait pas croire que la suractivité que les asthmatiques impriment aux mouvements de la respiration soit tout à fait volontaire, et que chez ces malades le mouvement soit précipité dans le but seulement de diminuer l'oppression, et de faire cesser l'angoisse si pénible qui suit toujours une respiration incomplète. Il n'en est rien; cette suractivité est involontaire, et se maintiendrait malgré les malades, qui souvent en éprouvent une fatigue extrême.

Les expériences de Legallois, de MM. Flourens et Longet, ont démontré que cette force a son siége dans le bulbe rachidien, à l'origine du nerf pneumogastrique; là sont apportées par ce nerf les impressions qui viennent du poumon. Le centre nerveux réagit sur l'appareil mécanique si compliqué de la respiration et le met en mouvement.

La section du nerf pneumogastrique est loin de produire les accidents de l'asthme, comme on l'a dit fort mal à propos. L'assertion contraire serait plus conforme à la vérité : la section du pneumogastrique interromprait la communication du poumon avec le bulbe rachidien ; le centre nerveux alors n'aurait plus d'action sur le poumon, et ne réagirait pas non plus sur l'appareil locomoteur, en vertu des impressions reçues par les organes respiratoires, celles-ci ne pouvant plus lui être transmises. Tout fait donc présumer que si les pneumogastriques étaient coupés chez un asthmatique, on verrait tomber tout à coup les accidents de l'asthme. On peut tirer cette conclusion, en observant ce qui se passe chez les animaux qui ont été le sujet d'une telle expérience ; aussitôt après la section du pneumogastrique, la membrane muqueuse cesse d'être sensible aux excitations les plus fortes, il est impossible de produire la toux ; et contrairement à ce qu'on observe ordinairement, malgré les graves altérations qui se produisent dans le poumon, le mouvement respiratoire diminue de fréquence.

Le bulbe rachidien étant le centre nerveux qui préside aux phénomènes de la respiration, l'asthme peut être conçu comme la conséquence d'une excitation de ce même bulbe, cette excitation ayant pour effet de porter le trouble dans ses fonctions et de produire l'ensemble de symptômes qui constituent cette maladie.

Dans l'asthme simple, celui qui a été nommé essentiel ou nerveux, la cause réside nécessairement dans le bulbe même, puisqu'on ne rencontre pas autre chose que la lésion de la fonction qui est dévolue à cet organe.

L'asthme symptomatique ou secondaire reconnaîtrait également pour cause un trouble fonctionnel du bulbe rachidien; mais, dans ce cas, le principe de la maladie serait hors de lui, et agirait sur le centre nerveux par l'intermédiaire du nerf pneumo-gastrique, ce dernier étant le siége d'une irritation qui s'exercerait sur ce nerf, sur les filets qui s'en détachent, ou sur son épanouissement à la surface des membranes muqueuses.

DE L'EMPHYSÈME PULMONAIRE.

L'emphysème des poumons est une maladie qui est caractérisée anatomiquement par la dilatation de ses vésicules, et par une infiltration consécutive d'air dans le tissu cellulaire qui réunit les lobes entre eux.

L'emphysème est simple, lorsqu'il est le résultat de la seule dilatation des vésicules; il est compliqué, lorsque le tissu cellulaire est infiltré d'air par l'effet de leur rupture.

Il est congénital, quand le sujet apporte en naissant une certaine gêne de la respiration, que la raréfaction du tissu pulmonaire peut seule expliquer.

Il est sénile, lorsque les progrès de l'âge amènent la disparition des cloisons qui séparent les vésicules, et arrivent ainsi à confondre plusieurs vésicules en une seule; ce changement, tout à fait naturel et physiologique, est une image assez exacte de ce qui se produit par la maladie dans l'emphysème simple, c'est-à-dire dans l'emphysème exempt de rupture du tissu vésiculaire.

L'emphysème peut occuper les deux poumons à la fois, un seul lobe ou une partie seulement de ce lobe, ou même n'atteindre que quelques vésicules isolées.

Il résulte des recherches de M. Louis, que l'emphysème a une tendance constante à augmenter par les progrès de l'âge, et à envahir, en devenant successivement plus étendu, l'organe tout entier de la respiration.

C'est toujours vers le bord tranchant des poumons que se remarque le plus grand développement des vésicules pulmonaires, et que l'écartement de leurs parois est porté à son maximum ; c'est là aussi que se produisent plus ordinairement les déchirures des cloisons intervésiculaires.

Pour étudier plus aisément la disposition des vésicules pulmonaires emphysémateuses, «il faut, suivant Laënnec, insuffler le poumon et le faire sécher ; lorsqu'il est sec, on le coupe par tranches à l'aide d'un rasoir bien affilé.» On reconnaît facilement, par l'inspection de ces coupes, que les cellules aériennes sont presque toujours plus dilatées qu'elles ne paraissent extérieurement ; que celles, par exemple, qui forment à la surface du poumon une saillie de la grosseur d'un grain de chènevis sont souvent capables de loger un noyau de cerise. On reconnaît également que quelques-unes sont simplement dilatées, et que leurs cloisons sont intactes, tandis que les cloisons de plusieurs autres sont détruites et qu'il ne reste que de simples filaments. Lorsque l'air n'est pas sorti de sa cavité naturelle, on voit que celle-ci n'est que simplement dilatée ; lorsqu'on l'incise, on voit qu'elle n'est pas pédiculée, mais seulement étranglée vers le point où elle commence à s'élever au-dessus du poumon. Au-dessous de ce niveau, on aperçoit les orifices qui la font communiquer avec les bronches. Il est facile de distinguer les vésicules dilatées d'avec celles qui résultent de l'épanchement de l'air sous les plèvres : ce dernier n'offre aucune communication avec les bronches, et le doigt qui le presse le fait cheminer sous la membrane séreuse.

L'augmentation de capacité des vésicules pulmonaires est-elle suivie de l'épaississement de leurs parois ? L'examen microscopique n'a donné aucune solution dans cette recherche difficile. M. Andral (*Précis d'anatomie pathologique*) a cru les voir tantôt hypertrophiées et dilatées, et quelquefois extrêmement amincies. Quelques-unes semblaient perforées en plusieurs points, et d'autres, déchirées, ne formaient plus que des cloisons incomplètes.

De telles altérations anatomiques ne permettent pas de voir là un simple emphysème : il y a rupture des cloisons qui séparent les vésicules d'un même lobule, et celui-ci est amené à ne former plus qu'une seule et même cavité, qui peut acquérir les dimensions les plus considérables. Ce ne serait plus là un emphysème vésiculaire seulement ; il serait plus exact de lui donner le nom d'*emphysème lobulaire*. Mais si, par suite d'une aggravation de la maladie, les cloisons qui limitent un lobule pulmonaire sont brisées, et que l'air fasse irruption dans le tissu cellulaire qui sépare les lobules en les unissant les uns aux autres, il s'infiltre dans ce tissu, forme des cavités très-vastes, irrégulières, qui isolent quelquefois les lobules et les dissèquent en quelque sorte. L'air ainsi extravasé peut envahir le poumon tout entier, et former une de ces vastes poches d'air dont M. Bouillaud a donné une remarquable description dans son article sur l'emphysème, du *Dictionnaire de médecine pratique.*

Les ramuscules bronchiques participent rarement à la dilatation des vésicules dans lesquelles elles viennent s'aboucher et se terminer. Dans treize cas examinés par M. Louis, quatre fois seulement il y avait dilatation des bronches, et cependant l'emphysème était général, et ce n'était pas dans le point où l'emphysème avait acquis le plus de développement que correspondait cette altération. D'après ce défaut de coïncidence, M. Louis pense qu'elle est indépendante de l'emphysème. Suivant Laënnec, la bronchite qu'accompagne toujours un peu de gonflement de la membrane muqueuse, ou la sécrétion d'un mucus plus ou moins consistant, joue un grand rôle dans la production de l'emphysème, et contribue à amener les crises d'asthme qui le suivent toujours.

Les adhérences des plèvres s'observent assez communément dans l'emphysème; mais celles-ci sont partielles, même quand l'emphysème est général. Elles occupent la partie postérieure du poumon, c'est-à-dire le point le plus éloigné de celui où l'emphysème commence, où il a son siége principal et son plus haut degré de développement.

Les sujets emphysémateux présentent souvent une affection de l'organe central de la circulation. Les auteurs qui ont traité des maladies du cœur reconnaissent que la gêne qu'apporte l'emphysème à la circulation du sang dans le poumon doit à la longue produire une altération de nutrition dans le cœur; aussi M. Louis a-t-il trouvé 16 fois sur 36 le cœur dilaté et plus volumineux.

Lorsqu'on ouvre la poitrine d'un sujet atteint d'un emphysème général d'un poumon, celui-ci, trop volumineux pour être contenu dans la cavité thoracique, au lieu de revenir sur lui-même et de se retirer vers ses attaches sur la colonne vertébrale, s'échappe à l'instant et fait saillie sous le scalpel, à mesure que l'instrument divise les côtes. Si l'un des poumons est plus volumineux que l'autre, il repousse vers le côté opposé le médiastin et le cœur; son tissu, plus serré, résiste au doigt qui le presse et ne s'affaisse pas; le déplacement de l'air s'y fait avec beaucoup plus de difficulté que dans l'état naturel. « Quand on insuffle un poumon emphysémateux, dit Laënnec, les cellules dilatées et saillantes semblent rentrer dans la surface du poumon et s'aplatir en se distendant. Cette distension est très-notable; mais il est évident que les cellules aériennes saines sont susceptibles d'une dilatation proportionnellement plus grande, quoique difficile à reconnaître, à raison de leur petitesse naturelle, puisqu'elles atteignent le niveau des cellules dilatées et qu'elles ont plus d'élasticité, puisqu'elles ne le gardent pas. Cette différence peut encore venir en partie de la sortie plus difficile de l'air des cellules dilatées, surtout quand le catarrhe sec est la cause de la maladie. »

Si l'on met un poumon emphysémateux dans un vase d'eau, il s'enfonce moins qu'un poumon sain, et danse à la surface, sans plonger sensiblement dans le liquide; l'air qui presse les vaisseaux et même tout le tissu du poumon ne lui permet pas de s'engorger, il résiste à l'infiltration cadavérique.

Cet état de tension dans lequel se trouve le poumon n'agit pas seulement sur les organes contenus dans la poitrine en les refoulant; combiné avec l'action augmentée des muscles dilatateurs de la poitrine, il amène la déformation du thorax, repousse les côtes, et marque, par une saillie manifeste à l'extérieur, le point qu'occupe l'emphysème dans le poumon. Lorsque la maladie est générale et ancienne, elle donne à la cage thoracique une forme globuleuse, qui la fait reconnaître au premier coup d'œil avant tout autre examen.

Laënnec a le premier signalé cette déformation de la poitrine comme un effet de l'emphysème; il a surtout insisté sur l'élargissement des espaces intercostaux et sur la forme arrondie du thorax. Chez tous les sujets examinés par M. Louis et par M. Woillez, la poitrine a été trouvée modifiée dans sa forme, et cette déformation est un symptôme constant de la maladie, lorsque celle-ci a acquis un certain degré d'ancienneté et un certain développement. Elle est partielle ou générale : la première se fait plus particulièrement remarquer en avant, sur les points où l'emphysème commence et où il domine ordinairement ; rarement à la partie postérieure de la poitrine.

Lorsque les hétéromorphies ne sont pas arrivées à un degré considérable, elles ne deviennent évidentes qu'autant qu'on place le sujet sur un plan horizontal parfaitement égal, ou, mieux encore, en le faisant tenir debout, les épaules élevées au même niveau, les bras pendants sur les deux côtés de la poitrine. Les choses ainsi disposées, il deviendra très-facile, dans les cas où l'altération de forme n'est pas évidente au premier examen, de la constater avec une grande certitude au moyen d'un compas d'épaisseur, porté alternativement sur les parties correspondantes de la poitrine : alors les petites différences ne pourront échapper à l'examen, s'il est fait avec quelque soin. Il va sans dire qu'il est indispensable de tenir compte des différences qui existent naturellement entre l'un et l'autre côté du thorax, et de toute autre altération de forme, qui pourraient venir d'un vice de conformation dépendant du rachitisme. Quant aux maladies qui donnent naissance à un soulèvement général ou partiel des côtes, il est presque toujours facile de les distinguer de l'emphysème par leurs symptômes propres et par l'absence des signes qui caractérisent l'emphysème pulmonaire.

La sonorité du thorax est toujours augmentée dans l'emphysème ; elle donne lieu à un son très-clair, semblable à celui qui se fait entendre dans le pneumothorax ; cependant elle est sensiblement diminuée par l'épaisseur des parois de la poitrine. Soit que cette épaisseur tienne à des muscles plus volumineux ou à une couche de graisse plus épaisse, la sonorité n'est pas la même à gauche et à droite, et devient plus marquée sur les points où la saillie costale est plus proéminente, là où l'emphysème a son plus haut degré de développement. Si la poitrine est globuleuse, l'augmentation de son est générale, et la résonnance est la même partout ; elle peut cependant être diminuée par la présence des tubercules ou par tout autre tissu hétéromorphe développé dans l'épaisseur des poumons.

Le bruit respiratoire est notablement affaibli, et peut même être aboli tout à fait, principalement dans les points où les cellules sont plus dilatées, sous les saillies thoraciques.

La diminution du bruit respiratoire, l'augmentation de la sonorité, et la déformation de la poitrine, sont les signes caractéristiques de l'emphysème pulmonaire ; le bruit qui se fait entendre n'est plus ce murmure doux, faible et moelleux, qui est celui de la respiration normale : c'est un bruit sec et rude, qui semble témoigner de la difficulté avec laquelle l'air s'introduit dans un certain nombre de cellules dilatées, à ouverture étroite et embarrassée.

M. Fournet a constaté l'abaissement considérable de la durée de l'inspiration et l'augmentation correspondante de la durée de l'expiration; des râles durs, sonores, sibilants, se font également entendre pendant l'inspiration et l'expiration, suivant que la bronchite concomitante est ou non accompagnée de congestion bronchique ou de sécrétion d'un mucus plus ou moins tenace. « L'inspiration, dit M. Fournet, brusque, brève, est produite par une sorte de mouvement convulsif, dans lequel le thorax entre tout entier, et comme soulevé d'une seule pièce; les parties latérales et intérieures de la poitrine opérant presque à elles seules le mouvement de dilatation, il y a dépression plus ou moins considérable de la fossette sus-sternale et des régions sus-clavières pendant le mouvement d'inspiration. » Selon lui, on peut représenter par 3 la durée moyenne de ce mouvement; l'expulsion se produit par un mouvement général d'affaissement du thorax, mouvement dont la durée moyenne peut être représentée par 9; abolition presque complète des mouvements partiels de la poitrine.

La dyspnée est le trouble fonctionnel le plus constant de l'emphysème; peut-être lui est-elle plus intimement unie qu'à l'asthme lui-même, avec lequel elle a été confondue jusqu'à ce que Laënnec soit venu nous faire connaître la lésion matérielle qui la constitue. Dans l'asthme, la dyspnée offre des intermissions tellement complètes, que les asthmatiques, ceux qui sont atteints de l'asthme essentiel, retrouvent, après la cessation des crises, toutes les aptitudes au mouvement qu'ils avaient avant leur invasion. Ce n'est qu'après que l'asthme a duré longtemps, lorsque le malade approche de la vieillesse, à la suite de fréquentes atteintes, qu'on voit survenir l'oppression habituelle; mais alors il est plus que probable que cette longue succession d'attaques souvent répétées a porté atteinte à l'organisation du poumon, et que les vésicules pulmonaires ont insensiblement cédé à l'effort respiratoire, se sont dilatées, ont perdu leur élasticité, et sont devenues emphysémateuses.

L'oppression constante dont les malades ont à souffrir n'est-elle pas plutôt la conséquence de ce changement dans la disposition anatomique du poumon que l'effet de l'asthme même, dont le caractère essentiel est de sévir par crise. Ce qui me porte à le penser, c'est que l'oppression habituelle, dans un âge avancé, n'est pas le lot fatal de tous les asthmatiques, puisqu'on voit un certain nombre de malades, par un bénéfice de leur organisation, échapper à cette loi.

Toutes les causes qui tendent à rendre la respiration plus courte et plus difficile, telles que les exercices pénibles, l'excès d'alimentation, les émotions morales, les contentions d'esprit, sont nuisibles aux personnes qui sont affectées d'emphysème pulmonaire; les variations de température leur sont surtout contraires, en ce qu'elles donnent naissance à des irritations des bronches.

Lorsqu'une bronchite vient à éclater, elle provoque le spasme respiratoire, et produit un véritable accès d'asthme. L'oppression que ces malades éprouvent déjà devient des plus intenses; ils restent quelquefois dix à douze jours assis sur leur lit ou sur un fauteuil, sans pouvoir se livrer au sommeil, et lorsque les accès sont passés, la respiration reste moins libre qu'elle n'était avant la crise.

Les auteurs ne sont pas d'accord sur la cause de la dyspnée dans l'emphysème. M. Andral l'attribue à la rétraction du tissu pulmonaire; M. Louis, à l'épaississement des parois des vésicules, qui s'oppose à ce que le sang ait avec l'air un contact assez immédiat. L'une et l'autre de ces hypothèses peuvent être vraies, mais je pense que l'opinion de M. Andral est plus près de la réalité. L'oppression étant un symptôme ordinaire chez les vieillards, elle ne peut guère s'expliquer que par la raréfaction de tissu du poumon et par le peu de contractilité des parois de leurs vésicules pulmonaires, où se renouvelle difficilement l'air, qui s'y trouve à l'état de résidu, épuisé d'oxygène et chargé d'acide carbonique.

La toux est un symptôme moins constant que la dyspnée; suivant Laënnec, on l'observe assez communément chez les emphysémateux : tous les malades qu'il a étudiés étaient sujets à une toux sèche, suivie quelquefois d'une expectoration de mucus grisâtre, visqueux et très-transparent.

Suivant M. Louis, la toux existe chez tous les sujets atteints d'emphysème; celle-ci d'ailleurs est très-variable, tantôt continue et tantôt intermittente; quelquefois elle débute avec l'oppression et non moins souvent après.

Malgré ce qu'on vient de lire, il est difficile de se rendre raison des symptômes d'asthme si bien caractérisés qu'on observe chez les sujets atteints de dilatation des vésicules pulmonaires, sans l'intervention d'une cause nouvelle, qui vient ajouter ses effets passagers à l'altération permanente qui constitue essentiellement l'emphysème pulmonaire. Cette cause, on la trouve dans le resserrement spasmodique des canaux bronchiques, provoqué par l'emphysème et le catarrhe concomitant. L'air est ainsi retenu dans les vésicules bronchiques, et en sort plus difficilement qu'il n'y était entré. Le résidu respiratoire se trouve par là considérablement augmenté; la capacité respiratoire absorbée; la respiration ne s'accomplit plus qu'à l'aide de la respiration forcée et du complément, dont le champ est réduit de beaucoup. C'est ce qui explique cette respiration haute et haletante que nous avons décrite lorsqu'il a été question de l'asthme essentiel.

Les douleurs de poitrine qu'on remarque chez un grand nombre de sujets atteints d'emphysème pulmonaire siégent d'ordinaire sur le lieu même qu'occupe la saillie des côtes; il est assez difficile d'en assigner la cause. M. Louis l'attribue à la dilatation des vésicules bronchiques; sans rien affirmer à ce sujet, il ne pense pas qu'on puisse les rapporter à la distension des parois thoraciques. Cette distension, quand elle est le résultat d'un épanchement considérable, et le produit de l'inflammation, n'est nullement accompagnée de douleur. Ne pourrait-on pas penser qu'elle est occasionnée par la fatigue des muscles tenus dans un état de contraction permanente ?

Les palpitations et l'œdème se montrent à une période avancée de cette maladie. Lorsque l'œdème vient se joindre à des palpitations anciennes, l'existence d'une affection du cœur est tout à fait probable.

La marche de l'emphysème est très-chronique, et les accidents ne se développent qu'avec une extrême lenteur; mais ils se produisent très-promptement dans certains cas, s'il survient une affection des bronches que Laënnec appelait un *catarrhe sec*. « Le catarrhe sec, dit cet illustre médecin, est de toutes les variétés des phlegmasies des bronches celle qui est accompagnée d'une plus grande tuméfaction de leur membrane interne; on conçoit que l'augmentation de l'obstruction des petits rameaux bronchiques doit favoriser singulièrement la dilatation des cellules aériennes. Ce sont les retours des catarrhes aigus secs et souvent latents, c'est-à-dire presque sans toux et sans coryza, qui occasionnent la plupart des asthmes secs. Si le catarrhe aigu amène la fièvre, l'oppression diminue; s'il se termine par une expectoration pituiteuse ou muqueuse, l'accès d'asthme cesse promptement, et la respiration devient quelquefois plus libre qu'avant le catarrhe : il semble que le mucus visqueux qui obstrue ordinairement les bronches, et qui constitue les crachats perlés, devienne moins tenace ou soit entraîné par la sécrétion plus liquide qu'occasionne l'affection catarrhale.

Si au contraire le catarrhe récent n'amène aucune amélioration, l'attaque d'asthme se prolonge longtemps; le malade ne revient que peu à peu à son état ordinaire, et reste même habituellement plus oppressé qu'il n'était auparavant. Les fortes attaques d'asthme n'ont lieu, pendant les premières années, qu'à de longs intervalles, et la plupart des catarrhes ne produisent qu'une augmentation légère et passagère de la gêne habituelle de la respiration. Mais, lorsque la maladie est très-invétérée, et le malade fort âgé, les accès se rapprochent et deviennent plus graves, et chacun d'eux augmente l'étendue de l'emphysème pulmonaire, et l'emphysème interlobulaire vient quelquefois s'y joindre.

De tout ce que nous avons dit jusqu'ici, on peut conclure que l'emphysème du poumon à un médiocre degré n'est pas une maladie très-grave ; c'est sans contredit, de tous les asthmes, celui qui peut le plus permettre aux malades l'espoir d'une longue vie. La durée de la maladie, la lenteur de ses progrès, et la nature de la cause, donnent la possibilité de lutter efficacement contre la lésion organique, et de réduire le trouble des fonctions à des incommodités très-supportables.»

Des causes diverses peuvent cependant imprimer à la maladie une marche plus aiguë ; M. Louis a vu une femme de 38 ans succomber en vingt-huit jours. On trouva à l'autopsie des tubercules, une dilatation générale des bronches et une dilatation générale des vésicules pulmonaires ; et pourtant ces diverses lésions ne s'étaient manifestées par aucun signe, vingt-huit jours avant la mort, à cet habile observateur.

L'hypertrophie et la dilatation du cœur peuvent imprimer à l'emphysème pulmonaire une marche plus rapide, et même amener promptement la mort.

L'emphysème pulmonaire est une maladie plus fréquente que ne l'avait pensé Laënnec lui-même. Sur 50 malades morts du choléra, dont il avait fait l'autopsie avec soin, M. Louis en trouva 33 qui étaient atteints d'emphysème pulmonaire à divers degrés. Il y a lieu de penser qu'à une certaine époque de la vie, l'emphysème pulmonaire est une affection très-commune.

M. Louis s'est fort étendu sur le diagnostic de l'emphysème pulmonaire et des maladies qui peuvent avoir quelques points de ressemblance avec lui. A part quelques cas rares, il est presque toujours facile de reconnaître l'emphysème pulmonaire, et de le distinguer des autres maladies qui apportent une gêne quelconque dans les fonctions des organes de la respiration.

La bronchite chronique ou le catarrhe pulmonaire n'ont de commun avec l'emphysème que les râles qui les accompagnent l'un et l'autre. Dans la bronchite, l'oppression est continue, mais moindre que dans l'emphysème ; elle n'offre ni les accès ni les intermittences qui suivent les attaques d'asthme, et ne présente pas les nombreux changements de siége du râle qui suit les variations qu'amène le déplacement de la sécrétion muqueuse dans la bronchite. La sonorité est plutôt diminuée qu'augmentée, et le thorax a gardé sa conformation normale. La bronchophonie, la respiration bronchique, et l'absence de tous les autres signes de l'emphysème, ne permettent pas de les confondre avec l'emphysème.

Le rétrécissement et l'oblitération d'une bronche principale n'ont de commun avec l'emphysème que la diminution ou l'absence du bruit respiratoire dans la partie de poumon qui répond à la bronche rétrécie ou oblitérée, tous les autres symptômes qui caractérisent l'emphysème faisant défaut (Andral, *Clinique médicale*).

L'emphysème pulmonaire a été pris quelquefois pour la phthisie pulmonaire. La toux, l'oppression ancienne, la douleur de poitrine, les râles, la faiblesse du bruit respiratoire, ont pu être la cause de l'erreur ; mais la sonorité augmentée plutôt que diminuée, l'absence de souffle tubaire, de bronchophonie, de vibration du thorax, mettent presque toujours à l'abri d'une méprise.

Les maladies du cœur et des gros vaisseaux peuvent simuler l'emphysème, mais l'absence de saillie de la poitrine ou de sonorité dans les points qu'elle occupe ordinairement ne permettent pas de se tromper.

A raison de sa marche chronique, lorsque la maladie est très-ancienne, l'emphysème se trouve souvent combiné avec un assez grand nombre d'affections qui, comme lui, sont accompagnées de dyspnée; telles sont les maladies du cœur et la phthisie pulmonaire. La fréquence si grande de ces deux maladies, l'une dans la jeunesse et l'autre dans un âge plus avancé, doit les faire se rencontrer souvent chez le même sujet. Il est donc essentiel de distinguer l'emphysème simple de celui qui est compliqué de phthisie pulmonaire ou d'affection du cœur. Cela importe surtout aux eaux minérales, afin de s'abstenir de tout traitement, ou, si on le jugeait possible, d'y apporter les modifications que commande la coexistence de ces deux graves états morbides.

Laënnec considère le catarrhe sec, intense et étendu, comme étant presque toujours la cause occasionnelle de l'emphysème vésiculaire; il explique d'une manière toute physique le mécanisme de la dilatation des vésicules. Dans le catarrhe sec, les petits rameaux bronchiques sont souvent oblitérés par les crachats perlés des mucosités ou par le gonflement de la membrane muqueuse. Il doit souvent arriver, dit-il, que dans l'inspiration, l'air, après avoir forcé la résistance que lui opposent la mucosité ou la tuméfaction de la muqueuse des bronches, ne peut la vaincre dans l'expiration, et se trouve emprisonné. Dans les vésicules, par un mécanisme qu'il compare à celui du fusil à vent, les inspirations suivantes amènent de nouvelles quantités d'air; ainsi se produit nécessairement la dilatation des cellules aériennes, et, pour peu que l'accident soit durable ou se répète souvent, la dilatation doit devenir un état permanent, et les vésicules perdre leur élasticité et la faculté de revenir sur elles-mêmes.

Le catarrhe pulmonaire n'est pas la cause unique qui produit la dilatation des veines bronchiques. Celle-ci est quelquefois primitive; le catarrhe ne vient qu'à sa suite. Les efforts violents qui obligent de retenir dans les poumons l'air inspiré, le jeu de certains instruments à vent, ont été comptés parmi les causes de la dilatation des vésicules bronchiques.

L'explication donnée par Laënnec est si simple et si naturelle, qu'elle a été acceptée par presque tous les médecins; elle n'a pas cependant été admise par M. Louis, qui attribue la dilatation des vésicules à une sorte de force hypertrophiante, analogue à celle qui préside au développement des organes creux, en vertu de laquelle ils s'élargiraient, sans qu'aucune cause mécanique permette d'en rendre compte. Mais, s'il en était ainsi, comment, à côté de l'hypertrophie de certaines vésicules, constaterait-on l'amincissement de quelques autres, et enfin comment expliquerait-on leur rupture?

D'après les recherches de Jackson, faites avec ce soin consciencieux et cette réserve qui caractérisent l'école de M. Louis, sur 28 sujets atteints d'emphysème pulmonaire, 18 avaient leur père et leur mère atteints de cette même affection; dans quelques cas, les frères ont été emphysémateux.

Sur 50 individus exempts d'emphysème, 3 seulement comptaient des parents qui en avaient souffert. Jackson en tire cette conséquence très-légitime, que l'emphysème du poumon est souvent héréditaire.

Le même observateur avait constaté de plus que cette influence est plus marquée pour les cas dans lesquels l'emphysème remonte à la première jeunesse, que dans ceux où il débute après 20 ans. Sur 14 individus dont l'emphysème remontait à la première jeunesse, 14 avaient eu leurs parents asthmatiques; tandis que, sur 14 atteints tardivement, 2 seulement tiraient leur origine d'individus morts avec un emphysème vésiculaire (Louis, *Dict. de médecine,* 2e édit., art. *Emphysème*).

On conçoit en effet que des individus, qui offrent assez généralement en naissant une certaine ressemblance extérieure avec leurs parents, apportent également une ressemblance anatomique analogue dans les parties intérieures et profondes de leur organisation, ainsi que les prédispositions maladives qui en dérivent. Ces individus peuvent venir au monde avec des vésicules pulmonaires plus ténues et plus dilatables, et en même temps avec des muscles bronchiques plus forts et plus disposés aux spasmes, enfin, avec une membrane muqueuse plus apte à contracter le catarrhe sec. Si des sujets dotés d'une telle organisation se trouvent exposés aux causes variées et nombreuses qui produisent l'emphysème pulmonaire, la maladie ne tardera pas à éclater, et cela d'autant plus vite, que le sujet aura été soumis plus tôt et plus souvent aux causes qui peuvent lui donner naissance.

TRAITEMENT.

Le traitement de l'asthme et de l'emphysème pulmonaire doit être entouré de toutes les précautions hygiéniques qui sont propres à en assurer le succès. Il faut donc éviter avec le plus grand soin les causes qui peuvent amener le retour des crises ; du reste, dans une maladie d'une si longue durée, chaque sujet a ordinairement l'expérience du genre d'influences qui lui sont plus spécialement contraires. Parmi ces influences, celles qui tendent à faire naître l'irritation bronchique viennent en première ligne; car, si la bronchite n'est pas la cause unique qui provoque l'attaque, elle vient toujours ou presque toujours la compliquer et l'aggraver. Les asthmatiques doivent donc éviter avec le plus grand soin de s'exposer aux variations de température, surtout aux époques où ils ont à craindre de voir leurs attaques se renouveler. Ils se couvriront d'habillements chauds, et choisiront, pour l'habiter, un climat d'une température douce et égale, où l'air ne soit ni trop sec ni trop humide; tout ce qui s'éloigne d'un certain *medium* leur est défavorable. On a souvent remarqué qu'un déplacement avait été fort utile aux asthmatiques, sans qu'il y eût dans le changement de séjour des différences de climat ou d'altitude très-considérables.

En dépit de toutes ces précautions, les malades évitent difficilement le retour des attaques; néanmoins assez souvent ils réussissent à les rendre plus rares et à en atténuer la violence. Lorsque les crises ont éclaté, il est indispensable de faire intervenir la médication, et la maladie commande un traitement particulier, dont l'activité est proportionnée à sa violence et dirigée suivant les indications qui se présentent; celles qui se montrent en premier lieu ressortent de sa nature, qui est essentiellement spasmodique.

On s'adresse d'abord aux préparations narcotiques et stupéfiantes, parmi lesquelles l'opium, le datura stramonium, et la belladone, tiennent le premier rang. Ces substances sont administrées concurremment avec des infusions et des décoctions de plantes pectorales et béchiques. Si la crise est modérée et si elle est purement nerveuse, on réussit sinon à l'arrêter, du moins à l'atténuer considérablement, en humant la fumée de feuilles de stramonium ou de belladone, qu'on fume en cigares ou dans une pipe. Cette pratique est devenue vulgaire, et beaucoup de malades atteints d'asthme spasmodique y ont continuellement recours, sans consulter pour cela le médecin.

De tous les moyens employés jusqu'à ce jour dans le traitement des crises d'asthme, celui qui m'a réussi le plus promptement, c'est l'emploi du chloroforme en application topique sur la partie postérieure et supérieure de la poitrine, entre les deux omoplates, à l'aide d'une capsule peu profonde, garnie à l'intérieur d'une petite quantité d'ouate. Cette capsule, d'un diamètre de 7 ou 8 centimètres, est enveloppée d'un linge qu'on ramène sur son côté convexe, et auquel on fait subir un certain degré de torsion, afin qu'il soit tendu du côté de sa surface d'application. Les choses ainsi disposées, on verse quelques grammes de chloroforme sur la capsule et on l'applique immédiatement entre les deux omoplates; après quelques minutes, dès que le chloroforme manifeste son action sur la peau, au moment où se fait sentir une impression un peu vive de chaleur, le soulagement commence à être très-marqué; bientôt le malade sent sa crise disparaître, et le poumon recouvrer toute sa liberté de respirer. Rien de plus prompt et de plus complet que cette action du chloroforme dans les accès d'asthme essentiellement nerveux, au moment où il n'est pas encore compliqué de catarrhe bronchique; les malades qui en éprouvent les bienfaits pour la première fois en témoignent un grand étonnement. La vapeur qui s'échappe de l'appareil pendant l'opération a sa part d'influence sur le résultat; je n'en doute pas, car j'ai remarqué sur quelques malades, chez qui je n'appliquais pas le chloroforme sur la peau, un soulagement sensible, produit par la seule inhalation des vapeurs de chloroforme. Cependant l'action principale se passe bien réellement sur le lieu même où se fait l'application, et c'est en posant l'appareil au haut du dos, entre les épaules, qu'on obtient le plus d'effet; c'est aussi au moment où le liquide irrite la peau que l'action du remède a le plus d'efficacité et que le malade dit en éprouver le plus de soulagement. Le chloroforme appliqué sur divers points de la poitrine enlève aussi très-vite les douleurs dont chacune de ces parties est le siége, et fait également disparaître le spasme respiratoire, aussi sûrement, mais d'une manière moins prompte. Un autre effet du chloroforme ainsi employé, c'est de modérer la fréquence des mouvements du thorax, qui fatiguent si fort quelques malades, et de rendre le jeu respiratoire plus lent et moins saccadé.

Le chloroforme, dans cette circonstance, agit sans doute sur le poumon d'une manière directe en pénétrant sous forme de vapeur dans les voies respiratoires, et en portant sur la muqueuse elle-même son action sédative. Je crois en outre qu'il agit sur le poumon par l'intermédiaire des nerfs qui, de la partie supérieure de la moelle épinière dorsale, vont se distribuer à cet organe. Ce qui me fait penser que les choses se passent réellement ainsi, c'est que la partie postérieure et supérieure de la poitrine est en effet le point où l'action du chloroforme se montre plus promptement et plus complétement efficace; et cependant, dans cette position, les vapeurs qui émanent de l'appareil doivent pénétrer dans le poumon en quantité moins considérable que lorsqu'il est porté sur le devant du thorax, sur le sternum par exemple.

Indépendamment de son effet sédatif direct, et de celui qu'il exerce par l'anastomose des nerfs dorsaux avec le pneumogastrique et le grand sympathique, le chloroforme, en irritant la peau du dos, sur laquelle il laisse une empreinte vivement colorée, agit encore par révulsion à la manière des vésicatoires ou des sinapismes, et procure au malade le double soulagement qui résulte de son action révulsive et sédative en même temps.

A la vérité, les bienfaits de cette médication ne sont pas très-durables; mais elle réussit à emporter les petites crises ou les crises modérées, à atténuer les grandes, et par conséquent à rendre ces dernières fort supportables. On peut souvent renouveler l'emploi de ce moyen sans le moindre inconvénient.

Il est digne de remarque que, dans les accès d'asthme, l'emploi du chloroforme est beaucoup plus efficace dès le début, lorsque le gonflement des muqueuses est moindre et que la sécrétion catarrhale n'est pas encore formée. Mais, aussitôt que la membrane muqueuse est tuméfiée, et quand le liquide visqueux et tenace vient obstruer le calibre des tuyaux bronchiques, le chloroforme n'a plus la même puissance contre la crise, bien qu'il ne manque pas d'y apporter un certain apaisement; mais le soulagement est plus court et moins complet. Cela se conçoit en effet; le chloroforme n'a d'action que sur le spasme et ne peut faire dispa raître la part d'oppression qui est la conséquence du gonflement de la muqueuse bronchique, qui rétrécit l'ouverture des bronches, et de la présence du mucus qui l'obstrue.

Il est donc indispensable de combattre l'affection bronchique, dont les effets sont plus permanents, et qui joue un si grand rôle dans la maladie; mais, pour cela, il faut tenir compte de son intensité et du tempérament du sujet. Si l'affection est aiguë, si le malade est sanguin, si le pouls est fort et fréquent, il y a lieu de recourir à la saignée et de modérer le mouvement fébrile en désemplissant les vaisseaux. Ce résultat obtenu, on a recours aux révulsifs, dont on proportionne l'action à l'impressionnabilité du sujet et à la résistance de la maladie. La saignée n'est pas nécessaire, elle serait même nuisible chez ceux qui sont pâles, maigres, irritables, exempts de fièvre. Chez ces derniers malades, après avoir fait usage de la médication sédative, on revient à la révulsion; la plupart se trouvent bien de larges vésicatoires posés sur le dos et même sur quelques autres parties de la poitrine. On promène à diverses reprises des sinapismes étendus, tantôt aux pieds, tantôt aux mains, et, si l'oppression est extrême, aux pieds et aux mains à la fois. On peut en appliquer encore sur d'autres parties des membres, lorsque celles-ci, à la suite de leur emploi répété, sont devenues trop irritables et ne veulent plus les tolérer.

Il va sans dire que les asthmatiques, dans les fortes crises, sont mis à un repos absolu, à une diète complète, et doivent, autant que possible, s'abstenir de parler et de faire de grands mouvements. Dans les crises peu graves, l'abstinence n'est pas nécessaire.

Le tartre stibié jouit d'une grande réputation dans le traitement de l'asthme, et il est juste de reconnaître qu'on l'emploie avec de grands avantages soit comme vomitif, soit comme médicament altérant. En provoquant le vomissement, l'émétique contribue à rejeter au dehors le mucus dont sont encombrés les canaux bronchiques; et de plus, il fait naître une crise artificielle en excitant une sécrétion de crachats plus abondants et moins visqueux, tels que ceux qu'on remarque dans les crises naturelles.

Mais la médecine ne se borne pas seulement à prévenir les attaques, en soumettant les asthmatiques aux règles de l'hygiène; elle ne se borne pas non plus, lorsque la crise a éclaté, à la rendre plus courte et moins violente; elle peut encore aspirer à guérir un certain nombre de malades qui ne sont pas trop grièvement atteints ou chez lesquels la maladie n'est pas arrivée à un haut degré de chronicité.

Elle peut produire chez quelques autres une telle atténuation de leur mal, qu'il ne soit guère plus qu'une simple incommodité bien supportable.

Parmi les ressources qui se présentent pour le traitement de l'asthme, les eaux minérales occupent le premier rang: les unes sont bicarbonatées sodiques, les autres sulfureuses. Parmi les premières, les eaux du Mont-Dore et les eaux d'Ems sont les plus habituellement conseillées, non pas que les eaux du Mont-Dore aient une action immédiate et directe contre l'état nerveux qui constitue l'asthme essentiel ; M. Michel Bertrand, mon illustre prédécesseur, les proscrivait formellement du traitement de l'asthme convulsif. «Les eaux du Mont-Dore, dit cet éminent praticien, n'améliorent pas l'état des personnes atteintes de dyspnée nerveuse.» Cette proposition, qui est vraie, prise dans son sens littéral, cesserait de l'être, si l'asthme convulsif, au lieu de procéder d'une cause essentiellement nerveuse, n'était que le symptôme d'un état diathésique quelconque : c'est-à-dire si les désordres fonctionnels qui le caractérisent tiraient leur origine du transport du principe rhumatismal, goutteux ou herpétique, sur les tissus du poumon. Dans ces conditions, l'emploi des eaux minérales du Mont-Dore deviendrait opportun, en imprimant toutefois au traitement la forme qui s'accorderait le mieux avec la diathèse, dont la dyspnée ne serait que l'expression symptomatique. Dans cette circonstance, il n'est pas rare de voir, à la suite d'un traitement thermal, la suffocation disparaître d'une manière à peu près subite, et le poumon recouvrer l'intégrité de ses fonctions ; il se manifeste presque toujours au même moment, sur quelque autre partie du corps, un gonflement arthritique ou goutteux, ou une dartre. De tous les moyens thérapeutiques connus, les eaux minérales sont bien certainement les plus propres à produire de pareils déplacements.

Mais, à part quelques cas assez rares, le catarrhe sec ou humide est la cause la plus ordinaire de la production des affections asthmatiques. C'est donc contre le catarrhe que doit être dirigée plus spécialement l'action thérapeutique des eaux du Mont-Dore. Depuis un temps immémorial, ces eaux jouissent d'une réputation incontestée pour la curation des maladies des organes respiratoires. Cette propriété pectorale et béchique des eaux du Mont-Dore, comme aurait dit Bordeu, tient-elle à leur composition même, ou bien doit-on l'attribuer aux seules formes du traitement et au degré de température auquel on les administre? Ne ferait-on, au Mont-Dore, qu'un traitement hydrothérapique avec de l'eau minérale, la constitution chimique de celle-ci étant comptée pour peu de chose, la chaleur faisant presque tout?

Rien au monde ne serait moins fondé qu'une telle supposition. Les eaux du Mont-Dore doivent réellement leur efficacité à leur constitution même, car leur valeur thérapeutique se trouve bien entière, quels que soient la température et le mode de traitement. Est-ce au bicarbonate et au chlorure de sodium, est-ce au fer, à l'iode ou à l'arsenic, découvert depuis peu par MM. Bertrand fils et Chevalier dans les sédiments, et dosé plus tard par M. Thénard, que ces eaux doivent leur vertu? Je l'ignore; l'état de la science ne permet pas de donner une solution satisfaisante à cet égard. C'est sans doute à tous ces principes, dont la réunion constitue une formule naturelle, qui, par l'ensemble et la proportion des substances qui la composent, s'adapte bien aux affections de la poitrine. Quoi qu'il en soit, il est d'expérience séculaire que les eaux du Mont-Dore réussissent souvent, employées en boissons à la dose de deux, trois ou quatre verres par jour, pendant deux ou trois semaines, pour guérir les maladies des voies respiratoires. Dans mon opinion, la boisson des eaux du Mont-Dore constitue une partie très-importante du traitement. En effet, avant la construction de l'établissement des vapeurs, tout se bornait pour un certain nombre de malades aux verres d'eau et au pédiluve; et pourtant, à cette époque, ce traitement si simple donnait les résultats sur lesquels s'est si solidement établie la réputation des eaux minérales du Mont-Dore.

Ce n'est pas seulement sur les lieux mêmes où elles naissent que ces eaux montrent leur vertu; transportées à de grandes distances et sans le concours des moyens balnéatoires qu'on leur associe à la source, ces eaux rendent les plus grands services, et servent à combattre efficacement les mêmes affections bronchiques qu'on traite au Mont-Dore pendant l'été.

Il ne faudrait pas conclure de là que les eaux administrées en bains et en douches ne soient d'une incontestable utilité; elles sont au contraire d'un secours indispensable si la maladie qui siége sur les bronches est de nature goutteuse, rhumatismale ou herpétique, ou si elle appartient à un état strumeux, chose qu'on observe si communément chez les enfants et les jeunes sujets. Certainement alors il est très-bon d'administrer des bains à une température assez élevée, en tenant compte toutefois de l'impressionnabilité naturelle ou acquise du sujet, et du degré d'ancienneté de la maladie. Si le malade était actuellement oppressé, on devrait se contenter de demi-bains, dont on limiterait la durée à quelques minutes; si on avait affaire à un asthmatique, et que la dyspnée fût compliquée de quelque affection du cœur ou des gros vaisseaux, il faudrait renoncer tout à fait au bain ou peut-être s'abstenir de tout traitement par les eaux minérales. M. Pierre Bertrand, qui a si longtemps pratiqué au Mont-Dore, en était venu, m'a-t-il assuré, à exclure les demi-bains du traitement des asthmatiques. Dans les derniers temps de son séjour au Mont-Dore, il se bornait à la boisson des eaux, aux bains de pieds, et à l'aspiration des vapeurs; et j'avoue que j'ai la plus entière confiance dans les appréciations d'un tel observateur.

Les salles d'aspiration sont généralement conseillées aux asthmatiques, qui y font un séjour de trente à soixante minutes. Tous les malades, à l'exception du moment où ils pénètrent dans les salles pour la première fois, en éprouvent un soulagement des plus marqués; ils sentent, au bout de quelques instants, leur poitrine se dilater plus facilement, et l'air chaud et humide, en pénétrant plus profondément dans les canaux bronchiques, y porter une impression agréable; la toux devient bientôt plus facile et moins déchirante; l'expectoration est plus abondante, parce qu'elle est moins difficile; la chaleur douce qui enveloppe tout le corps produit chez tous les malades un sentiment de bien-être inexprimable, qu'ils voudraient prolonger indéfiniment, et ils ne redoutent rien tant que de se sentir refroidir.

Les vapeurs qui se répandent dans les salles consacrées au humage sont fournies par de vastes générateurs alimentés par l'eau de la source de la Magdeleine. Ces vapeurs renferment-elles quelques-uns des principes que contient l'eau minérale? M. Thénard, qui les a analysées, y a reconnu des traces de matières salines et de l'arsenic, outre les matières organiques. M. Bertrand fils, bien qu'il opérât par les mêmes procédés et sous les yeux de M. Thénard, n'a obtenu qu'un peu d'acide carbonique et de la vapeur d'eau. Il y a sûrement là quelque chose d'accidentel, tenant au procédé de vaporisation, qui fait varier la composition des vapeurs dans nos salles. Quoi qu'il en soit, les substances minérales qu'on trouve quelquefois dans ces vapeurs sont-elles capables, malgré leur faible proportion, de leur communiquer des propriétés médicinales? est-ce à leur présence qu'il faut attribuer les bons effets que retirent si généralement nos malades de leur séjour dans ces salles? On serait tenté de le penser, si l'on s'en rapportait à de certaines opinions qui se sont produites récemment dans le sein de l'Académie de Médecine, à propos de l'iode atmosphérique. S'il faut en croire ce qui s'est dit alors, les quantités les plus minimes d'une substance ayant action sur l'organisme seraient aptes à produire des effets considérables, si cette même substance était mise en contact avec l'économie, pendant longtemps, par des surfaces étendues et très-absorbantes. Pour mon compte, les effets si immédiatement sédatifs qu'éprouvent les malades presque aussitôt après qu'ils ont pénétré dans cette atmosphère me font penser que la vapeur d'eau est réellement l'agent principal de la médication. L'action émolliente de la vapeur et la douce chaleur dont elle est imprégnée apaisent vite le spasme des fibres musculaires des bronches, en même temps qu'elle étend et délaye, par l'eau qu'elle contient et qui se condense, les mucosités visqueuses et tenaces dont les tubes respiratoires sont engoués; elle favorise leur détachement, et rend ainsi plus facile leur expulsion au dehors par la toux. Cette explication n'est pas une supposition gratuite; les malades en ont conscience, et sentent distinctement pénétrer dans le poumon, avec la vapeur, quelque chose de calmant et de doux, qui rend le jeu de la respiration plus aisé et plus moelleux.

Les crises d'asthme commençantes, et qui n'ont pas trop de violence, sont sensiblement apaisées par le séjour des malades dans les salles d'aspiration.

Cette propriété émolliente et sédative de la vapeur est d'un grand secours dans nos traitements chez les asthmatiques et les emphysémateux ; elle prévient le retour des crises ou les contient dans des limites assez modérées pour qu'il ne soit pas nécessaire d'interrompre la cure : en rendant le poumon moins excitable, elle le dispose à recevoir, sans être irrité, cette action doucement stimulante des eaux, qui est l'agent essentiel du travail de résolution.

Il n'est pas un médecin, pour peu qu'il soit exercé au maniement de la médication thermale, qui ne soit fortement préoccupé de prévenir les surexcitations, et qui ignore que plus un malade est éloigné de ses crises et voisin de l'état de santé, plus il offre de tolérance pour le traitement, qui dès lors peut lui être appliqué dans toute son étendue et dans toute l'énergie que comporte son tempérament. Un traitement plus actif donnera certainement des chances d'obtenir un résultat immédiat plus complet et un effet consécutif plus durable.

Là ne se borne pas l'effet salutaire de la vapeur ; son application étendue sur tout le tégument externe, en se combinant avec les propriétés diaphorétiques des eaux prises en boissons, favorise le retour de la transpiration diminuée ou abolie, et tout le monde sait que l'inertie de la peau est une des causes les plus communes des maladies de l'appareil respiratoire.

Le climat du Mont-Dore, comme celui de toute

autre station thermale, a ses avantages et ses inconvénients. La situation élevée du Mont-Dore le rend sujet à des variations de température assez fréquentes: c'est là une objection réelle et dont je ne veux pas dissimuler l'importance. Mais, si l'on fait attention que les traitements s'y font à l'époque de l'année où les variations sont moins communes, au moment qui se trouve le plus éloigné des équinoxes, cet inconvénient sera fort atténué pour ceux du moins qui n'y font qu'un séjour passager de quelques semaines, pendant les plus fortes chaleurs de l'été. Le Mont-Dore est alors un climat vraiment tempéré, où les malades sont soustraits aux chaleurs écrasantes des jours caniculaires. L'air pur des montagnes, en dépit de quelques variations, leur est bien plus favorable que l'air étouffant qui stagne dans les lieux bas et dans le fond des vallées. Ce qui prouve qu'il en est réellement ainsi, c'est qu'au dire de tous les observateurs, les crises d'asthme sévissent plus souvent et avec bien plus de violence en été par les temps chauds que dans toute autre saison de l'année.

Nos malades, par une température moins élevée, sont moins impressionnables et supportent bien plus aisément toutes les fatigues et toutes les excitations du traitement; seulement, si la température vient à baisser, cette circonstance leur impose, pour ne pas être exposés aux inconvénients d'un refroidissement, quelques servitudes hygiéniques, et leur commande de se tenir plus chaudement couverts, d'éviter la fraîcheur du soir et du matin, et de ne pas s'aventurer dans de longues promenades, lorsque le temps est trop frais et l'air chargé d'humidité.

Quant au moment de la sortie du bain et des étuves, il n'y a rien à redouter: l'esprit éminemment prévoyant et pratique de mon savant et habile prédécesseur a pourvu à tout. Les malades, chaudement enveloppés de peignoirs de laine qui descendent jusqu'aux talons, sont pris dans leur lit même, par des porteurs agiles, enlevés dans des chaises soigneusement fermées, et ainsi transportés partout où les envoyent les prescriptions des médecins; au retour, entourés des mêmes soins, ils sont reportés à l'hôtel, où ils sont reçus dans des lits bien chauds. Les imprudents, les imprévoyants, ceux qui ne prennent aucun souci de leur santé, peuvent seuls éprouver quelques mauvais effets d'un refroidissement contre lequel sont mises à leur disposition tant et de si intelligentes précautions.

Ces précautions, je les approuve; cependant il ne m'est pas démontré qu'elles soient rigoureusement indispensables pour tous les sujets; elles deviennent fort utiles sans doute pour beaucoup de malades faibles, qui se refroidissent promptement et se réchauffent mal, ou qui éprouvent des effets très-fâcheux pour la plus légère impression de froid. Je pense qu'elles ne sont pas d'une nécessité absolue pour le plus grand nombre; ce qui le prouve, c'est que les gens du peuple, qui ne sont pas les moins affligés de nos malades, s'en dispensent par incurie ou par des raisons d'économie. Ces malades sortent des bains et des étuves mal vêtus, souvent incomplétement couverts, et gagnent à pied leur habitation, où ne les attend pas toujours un lit bien bassiné; et cependant, chez ces mêmes malades si peu soigneux des règles de l'hygiène, les accidents sont fort rares, et les traitements donnent les résultats les plus satisfaisants.

Le degré d'altitude du Mont-Dore au-dessus du niveau de la mer est-il contraire aux asthmatiques? Je ne le pense pas; le poids de l'atmosphère exerce une pression moins forte sur les vésicules pulmonaires, qui sont dilatées chez les emphysémateux, et doit par la même raison opposer moins de résistance à la sortie de l'air qui les distend. Cette condition toute physique est certainement plutôt utile que défavorable pendant tout le temps que les malades s'y trouvent soumis.

Malgré son climat et sa position élevée, jugés défavorables par quelques médecins, la prospérité du Mont-Dore a été toujours croissante, et le nombre des malades qui viennent y chercher la santé a constamment augmenté; et pourtant depuis 1823, année où ont été publiées les remarquables recherches de M. Michel Bertrand, aucun effort n'a été tenté pour accroître leur clientèle. Le succès seul des traitements a tout fait.

www.ingramcontent.com/pod-product-compliance
Ingram Content Group UK Ltd.
Pitfield, Milton Keynes, MK11 3LW, UK
UKHW031947260826
14628UKWH00004B/1906

9 782019 662974